NOTICE

SUR

LES EAUX MINÉRALES

D'OREZZA (CORSE).

~~~~~~

PARIS

GARREAU, PASSAGE DU CAIRE, 115.

NOTICE

LES EAUX MINÉRALES

D'OREZZA (CORSE).

Il résulte du tableau rédigé en 1847, par MM. Boutron-Charlard et Patissier (1), qu'il existe sur le continent français, par conséquent sans compter la Corse et l'Algérie, cinq-cent-quatre-vingt-huit localités où l'on trouve des eaux minérales.

Parmi ces eaux il en est huit qui sont acidules ferrugineuses froides, comme celle d'Orezza, sans compter l'eau de Spa qui, à raison de la proximité, surtout depuis l'établissement des chemins de fer, peut être considérée comme une eau française.

Il serait donc tout-à-fait chimérique de supposer que l'on pourrait appeler les malades ou valétudinaires du continent français à Orezza, si les eaux de cette localité n'offraient, sur toutes les autres indistincte-ment, y compris celle de Spa, une incontestable supériorité.

Mais toutes les eaux prétendent à la même supériorité, et on serait bien embarrassé, s'il fallait juger d'après ceux qui les prônent.

Heureusement, il y a un critérium infaillible, et ce critérium, qui a le caractère de la certitude mathématique, c'est l'analyse chimique.

Voici donc un tableau qui montre quelle est la composition de l'eau d'Orezza relativement à toutes les eaux similaires connues.

On n'a tenu compte dans ce tableau, que des deux principes essen-tiels des eaux ferrugineuses acidules ; savoir : l'acide carbonique qui fait leur acidité, et le fer.

(1) *Manuel des Eaux minérales naturelles*, pages 553 et suivantes.

Les chiffres sont tirés des analyses recueillies par MM. Boutron-Charlard et Patissier ; ils ne laissent donc rien à désirer quant à l'authenticité.

TABLEAU COMPARATIF DES PROPORTIONS D'ACIDE CARBONIQUE ET DE FER DANS LES DIVERSES EAUX FERRUGINEUSES ACIDULES FROIDES DE L'EUROPE.

LOCALITÉS.	PROPORTION D'ACIDE CARBONIQUE.	PROPORTION DE FER.
OREZZA (Corse).........	2 lit. 000 millilit.	0,128 peroxide.
RENNES (village de l'Aude)	0 — 030 —	0,112 carbonate.
SYLVANÈS (Aveyron).....	0 — 200 —	0,040 id.
CAMPAGNE (Aude).....	0 — 040 —	0,044 id.
FORGES (Seine-Inférieure).	0 — 250 —	0,006 id.
PASSY (Seine)	Proportion indeterminée, mais très faible.	Proportion très faible.
VALS (Ardeche).........	Proportion indetermin.	0,015 oxide.
CRANSAC (Aveyron)..	id. id.	{ 0,115 sulfate. { 0,115 carbonate.
SELLES (Ardèche).... ...	1 — 208 —	0,004 oxide.
SPA (Belgique).	1 — 154 —	0,060 id.
PYRMONT (Westphalie)...	0 — 950 —	0,077 carbonate,
EGRA (Bohême).........	1 — 714 —	0,017 protoxide.
MARIENBAD (Bohême)	Indeterminée.	Indeterminée.

La proportion d'acide carbonique contenue dans l'eau d'Orezza (2 litres) a été déterminée, sur les lieux, en 1833, par M. Laprévotte, pharmacien de l'hôpital militaire de Bastia. La proportion de fer contenue dans cette eau (0 gramme 128 centigr. de peroxide) vient d'être déterminée par un chimiste dont le nom fait autorité, M. Poggiale , pharmacien en chef de l'hôpital militaire du Val-de-Grâce, et professeur de chimie à l'école impériale de médecine et de pharmacie militaires.

En comparant entre eux les chiffres du tableau, on verra facilement que l'eau d'Orezza l'emporte sur toutes les eaux de la même espèce.

L'eau de Spa et celle de Cransac méritent seules une mention particulière. Or, voici ce qui en est :

1° L'eau de Spa, si renommée, est inférieure à celle d'Orezza, et pour la proportion d'acide carbonique (1 lit. 134 contre 2 lit.), et pour la proportion de fer (0,060 d'oxide contre 0,128 de peroxide);

2° L'eau de Cransac lui est supérieure pour la proportion de fer, mais elle contient si peu d'acide carbonique que la proportion n'en pas été déterminée, et, en fait, elle n'a point de saveur acidule ; « son goût est amer et stypique » (Boutron-Charlard et Patissier); elle est donc beaucoup moins facile à digérer, sinon très indigeste, et ne possède pas les heureuses propriétés stimulantes qui sont le partage des eaux fortement acidulées.

On est donc en droit d'affirmer que l'eau d'Orezza (qui l'emporte de beaucoup pour la proportion d'acide carbonique, sur l'eau de Vichy elle-même, laquelle ne contient que 1 litre 149 de ce gaz) *est supérieure à toutes les eaux ferrugineuses acidules froides connues en France et à l'étranger.*

On peut déduire assez exactement l'efficacité d'une eau minérale de sa composition chimique. Le bon sens l'indique, et l'expérience le prouve. On se fera donc facilement une idée de la puissance médicatrice des eaux d'Orezza. De toutes parts les malades y affluent de l'intérieur de l'île et de l'Italie, où il n'existe aucune source du même genre, ni faible ni forte ; ce qui, tout d'abord, assure déjà une nombreuse clientèle à l'établissement d'Orezza.

L'eau d'Orezza ne guérit pas toutes les maladies ; ce n'est pas la panacée universelle ; mais elle est merveilleusement efficace :

1° Contre la gastralgie et toutes les débilités des organes digestifs ;

2° Contre les engorgements et obstructions des viscères abdominaux, produits sous l'influence des climats chauds, des fièvres intermittentes ou de causes diverses ;

3° Contre les fièvres intermittentes rebelles ;

4° Contre les accidents, si graves et si multipliés, qui résultent de la suppression du flux hémorrhoidal.

5° Contre les états anémiques, chlorotiques (pâles couleurs

affaiblissement et langueur à la suite des maladies de longue durée, etc.);

6° Contre les névralgies et l'état nerveux en général, mais surtout contre les névrôpathies qui se rattachent à l'appauvrissement du sang;

7° Contre les troubles de la menstruation (règles supprimées, établissement difficile de la puberté chez les jeunes filles);

8° Contre les écoulements blancs persistants, soit chez la femme, soit chez l'homme;

9° Contre l'impuissance et la stérilité, etc., etc.

Des faits nombreux, recueillis par tous les médecins de la Corse et de l'Italie, témoigneront hautement de ce qui vient d'être avancé.

En résumé, d'après l'observation clinique, comme d'après l'analyse chimique, solidaires l'une de l'autre, on est autorisé à dire qu'il n'existe pas, dans le monde connu, une eau acidule ferrugineuse froide qui offre, à beaucoup près, autant d'avantages que celle d'Orezza; et si la célébrité de cette eau n'a pas dépassé les limites de la Corse et de l'Italie, cela tient au triste abandon dans lequel cette île, qui fut un État, a été laissée. Un jour, quand toutes les richesses de la Corse seront connues et fécondées par le travail, on fera, de ce déplorable abandon, un sanglant reproche au passé.

Maintenant, dans quel pays cette source d'Orezza jaillit-elle? Dans un pays magnifique dont tous les voyageurs ont célébré à l'envi la puissante végétation et les sites pittoresques; dans un pays qui, par la beauté des points de vue, l'étendue de l'horizon, la fécondité inépuisable du sol, peut le disputer à la Suisse; dans un pays où l'hospitalité est une vertu héréditaire et domestique. où les habitants ont un respect religieux pour l'étranger, à ce point qu'il n'y a pas d'exemple qu'un continental ait eu jamais à souffrir du fait d'un Corse, soit dans sa personne, soit dans son bien; dans un pays où la vie animale, variée, saine, abondante jusqu'à la profusion, est à la portée des plus modiques ressources; dans un pays, enfin, où les personnes de la classe élevée ont une distinction naturelle d'autant plus attrayante, qu'elle s'allie, comme chacun sait, à l'intelligence la plus vive, à l'énergie du caractère et à la simplicité des mœurs.

Quant à l'établissement d'Orezza en particulier, il est situé, à proximité de Bastia, dans un paysage merveilleusement encadré, au milieu d'une forêt de châtaigniers qui a plusieurs lieues de tour, à une faible distance de la mer : occasion d'un facile et salutaire cumul pour les malades, heureux d'avoir une vaste plage sablée à leur portée, et de pouvoir reposer leur vue sur cette Méditerranée dont les eaux limpides et azurées ont un bien autre aspect que les vagues jaunes et terreuses de nos côtes de l'Océan.

Disons encore que les eaux sulfureuses du Fiumorbo sont voisines d'Orezza ; en sorte que les malades de cette dernière localité peuvent, au besoin, c'est-à-dire en cas de complication dartreuse ou rhumatismale remédier facilement à cette double complication.

L'éloignement d'Orezza, par rapport au continent français, n est pas une difficulté. On est en trente heures à Marseille, et, de là, en moins de vingt heures en Corse. La mer constitue un nouvel et double avantage, au lieu d'être un obstacle : en effet, d'une part il n'y a que plaisir dans une traversée d'aussi courte durée, sous le plus beau ciel et sur la mer la plus docile ; d'autre part, la respiration de l'air marin, si tonique et si salutaire, est une excellente préparation à l'usage des eaux minérales.

Transportées, les eaux d'Orezza conservent leur supériorité sur toutes les autres, et on le comprendra facilement. Toutes ces eaux perdent plus ou moins de leur gaz acide carbonique dans le transport, en sorte que celle qui en contient beaucoup originairement est la seule qui en contienne encore suffisamment arrivée à destination. L'eau qui a été examinée par M. Poggiale, et qui avait été transportée dans des bouteilles mal bouchées, contenait encore 1 lit. 185 millil. d'acide carbonique, c'est-à-dire 36 millil. de plus que l'eau de Vichy. Que sera-ce lorsqu'on prendra toutes les précautions possibles pour diminuer la perte ?

Un homme très compétent, M. le docteur Donné, ancien rédacteur du *Journal des Debats* pour la partie scientifique, a fait connaître, dans ce journal, son opinion, bien désintéressée, sur les eaux d'Orezza. Voici comment il s'exprime à ce sujet :

« La source la plus remarquable de la Corse est celle d'Orezza. Cette eau est d'une nature plus rare et moins repandue que les eaux sulfureuses. Je ne puis comparer l'eau d'Orezza qu'a celle de Spa, et, entre ces deux points si eloignes l'un de l'autre, je ne connais aucune source du même genre. On sait que les eaux de Spa sont acidules et ferrugineuses, c'est-a-dire qu'elles contiennent de l'acide carbonique et du fer auxquels elles doivent surtout leurs proprietes. Ce sont les mêmes principes qui dominent dans les eaux d'Orezza, mais dans des proportions differentes et diversement associees : celles-ci sont beaucoup plus riches en gaz acide carbonique que celles des Pays-Bas ; elles petillent comme du vin de Champagne, tant le gaz s'en degage avec abondance ; c'est une sorte d'eau de seltz ferrugineuse, tres agreable a boire et jouissant des proprietes toniques et stimulantes de ces deux principes ; l'eau d'Orezza contient, en outre, du sel marin, de l'alumine, de la silice, etc.

« Cette belle source est merveilleusement situee au milieu d'une forêt de châtaigniers, parsemee de nombreux villages. Elle s'echappe du rocher et vient jaillir dans une cuvette de granit ou les malades la puisent pour la boire. On y a recours dans les maladies chroniques des organes abdominaux, dans les affections nerveuses, dans les engorgements du foie, de la rate et des reins, et dans les cas nombreux d'appauvrissement du sang qui donnent lieu à une si grande variete de phenomenes morbides

« Ces eaux sont tres frequentées, et sont meme une espece de rendez-vous de campagne pour les habitants de Bastia, d'Ajaccio et des autres villes du littoral, qui vont, pendant l'ete, chercher la fraîcheur dans les montagnes. Nul lieu n'est plus propice et plus agreable sous ce rapport : une belle nature, de magnifiques ombrages, des promenades variees et infinies sous un dôme de verdure, et, a quatre heures de la, la route de Bastia, sur laquelle roulent incessamment les omnibus qui conduisent les baigneurs aux eaux du Fiumorbo ou les ramenent a la ville ; tout contribue a faire d'Orezza un veritable sejour d'eau minerale. Mais il y faudrait un etablissement pour la commodite et pour l'agrement des malades. Cet etablissement ne tardera sans doute pas à s'elever, car il est, pour ainsi dire, tout fait et ne demande qu'une appropriation : l'ancien couvent de Piediccroce est on ne peut mieux situe pour devenir le centre de réunion de la clientele, deja nombreuse, d'Orezza. »

Le conseil général de la Corse a montré qu'il connaissait toute la valeur des eaux d'Orezza, et sous le rapport de leurs propriétés minérales, et sous celui de l'importance financière, puisqu'il a imposé au concessionnaire desdites eaux pour quatre-vingt-dix-neuf années, les charges ci-après :

Construction d'un pavillon et d'aqueducs pour les eaux pluviales et minérales ; d'un mur de clôture ; appropriation des localités au but proposé ;

Création d'un etablissement de bains avec tous les travaux d'embellissement ; construction d'un batiment destiné au logement des baigneurs et aux personnes prenant les bains ;

Enfin, un service constant d'omnibus de ce dernier etablissement aux bains, et réciproquement.

Telles sont les eaux d'Orezza. Jamais un établissement d'eaux minérales n'offrit des chances plus certaines d'une exploitation plus salutaire pour les malades, et à la fois plus lucrative pour l'entreprise.

BASES DES REVENUS PROBABLES DE L'ÉTABLISSEMENT D'OREZZA.

DÉTAIL.

	ADMISSIONS À LA FONTAINE.	CONSOMMATION RÉDUITE DE L'EAU.	PRODUITS DES BAINS.	LOCATIONS.	EXPORTATION DES EAUX.	TOTAL DES REVENUS PRÉSUMÉS.
1° 2,000 personnes à 1 franc d'admission............	2,000 »					2,000 »
2° En moyenne, la consommation de l'eau doit être calculée à 1 bouteille par jour et par personne, soit sur 2,000, pendant 3 mois, 180,000 litres, à 2 c..........		3,600 »				3,600 »
3° Le produit des baignoires, en raison des éventualités de mauvais temps, et dans la prévision où toutes les baignoires ne seraient pas toutes occupées journellement, et qu'il en fût de même des réservoirs, doit être calculé à raison de 50 baignoires à 6 bains par jour pour l'une, soit 180 bains; et pour 90 jours, 16,200 bains, au prix moyen de 75 c....			12,150 » 4,300 »			12,150 » 4,300 »
900 bains aux réservoirs, à 25 c., soit par jour 30 fr., et pour 90 jours.......						
4° La location des chambres, vu les non-valeurs et éventualités d'inoccupation, doit en calculer sur 50 chambres à 2 fr., soit 100 fr., ou pour 3 mois.....				9,000 »		9,000 »
3° L'exportation des eaux peut être calculée, au minimum, à 300,000 bouteilles, donnant un bénéfice, net de tous frais, de 25 c. au moins, soit..					123,000 »	123,000 »
	2,000 »	3,600 »	16,650 »	9,000 »	123,000 »	135,230 »

NOTA. — Sur cet objet, nous pensons qu'au lieu de 25 c. par bouteille, on pourrait compter au moins sur 50 c. de bénéfice net : en effet, la bouteille ne nous conterait pas plus de 35 c., rendue à Marseille ou à Livourne :

SAVOIR : Le verre et le bouchon.......... 20 c.
Le transport d'Orezza à Bastia... » 7
— de Marseille et Livourne... » 8 } 35 c.

Mais la bouteille devrait être vendue (prenant pour point de départ ces 2 ports, si l'acquéreur vent le fût), 60 c.; et s'il la garde, 75 c.
Ainsi, on aurait devant soi 15 c. en outre des 50 c. de bénéfice net.. ...... MÉMOIRE.
Ces 15 c. doivent être portés pour mémoire, attendu qu'ils peuvent être équilibrés par les frais de commissions, bris de verre, etc., etc.

FRAIS GÉNÉRAUX.

PERSONNEL : Traitement du Directeur .... des voyageurs; toutefois nous				6,000 »		
L'usage veut que les gens de service ne soient rétribués que par les pièces qu'ils reçoivent; admettons qu'on soit obligé de leur allouer 15 f. par personne et par mois :						
4 Surveillant à l'établissement.....			1,000 »			
4 Personnes de service à 15 f. par mois et pendant trois mois			180 »			
8 — à l'hôtellerie.....			360 »			
4 — pendant les neuf autres mois pour l'entretien de l'établissement, des chambres, bains, etc., à 50 f. par mois l'une..			900 »	2,440 »	8,440 »	
FRAIS D'ENTRETIEN : Réparations annuelles des bâtiments, jardins, etc., sur une valeur de 240,000 f., à 2 0/0, ci....			4,800 »		10,500 »	
Dépréciation du mobilier et usure du linge, à 10 0/0 par an..			3,500 »		50,000 »	
INTÉRÊTS. Intérêts du capital de f. 600,000, à 5 0/0 (bien qu'il ne soit appelé que f. 130,000.... l'intérêt à 5 0/0).					48,740 »	1,130,000
						107,510 »

Net produit à répartir annuellement (après payement de l'intérêt à 5 0/0).

COMPAGNIE

DES

EAUX MINÉRALES D'OREZZA.

~~~~~~~~

M. Joseph **PAOLI,** Directeur-Gérant.

COMITÉ DE SURVEILLANCE:

S. A. le Prince Louis-Lucien BONAPARTE, *Président.*

MM. Severin ABBATUCCI, *Député.*

MARCHAL DE CALVI (*Docteur*).

CHAMBAUD, *Propriétaire.*

VALÉRI Joseph, *Directeur des Paquebots de la Corse.*

PODESTA, *Entrepreneur des diligences (Corse).*

PAGANELLI DE ZICAVO, *Avocat.*

Extraits des Statuts,

Suivant acte passé devant Me FOUCHER, Notaire à Paris,

en date du 18 Juin 1855.

ARTICLE PREMIER. — Il est formé, entre M. J. Paoli, demeurant à Orezza, et tous ceux qui deviendront souscripteurs ou cessionnaires d'actions, une Société en commandite, sous le titre de : *Compagnie des Eaux minérales d'Orezza.*

ART. 2. — La Société a pour objet : la prise de possession des eaux minérales d'Orezza, l'achèvement des travaux commencés pour la construction du pavillon et des aqueducs des eaux pluviales et de la fontaine ; la bâtisse d'un mur de clôture et de soutènement, etc., et, en général, tous travaux d'appropriation des localités au but proposé ;

la construction d'un établissement de bains, d'un bâtiment (au lieu dit le Couvent), d'une contenance d'environ 50 chambres ; l'installation d'un service d'omnibus de ce lieu aux eaux, *et vice-versà* ; l'exploitation, pendant quatre-vingt-dix-neuf années, des susdits établissements de bains et des logements ; la perception des prix tarifés, tant pour les eaux que pour les bains et logements ; la création de dépôts desdites eaux minérales dans toutes les localités où leurs propriétés pourront être utiles au bien général.

Art. 3. — La raison sociale est : Jh. PAOLI et Compagnie.

Art. 4. — La Société est en nom collectif à l'égard de M. PAOLI, seul gérant responsable, et en commandite à l'égard des autres souscripteurs ou cessionnaires d'actions, qui, simples commanditaires, ne pourront, en aucun cas, être engagés au-delà du capital souscrit par eux, ni être assujétis à aucune charge, appel de fonds, ou perte excédant le montant de leurs actions.

Art. 5. — Le siège social est provisoirement fixé, 30, *rue Saint-Lazare, à Paris.*

Art. 6. — La durée de la Société est fixée à 99 ans à partir de la date de la concession.

Art. 7. — Le capital social est fixé à la somme de six cent mille francs, représentée par 2,400 actions de 250 francs l'une, numérotées de 1 à 2,400.

Il ne sera émis pour le moment que le quart du susdit capital de six cent mille francs.

Art. 30. — Le comité de surveillance est composé de cinq membres propriétaires de dix actions au moins chacun.

Art. 38. — Il est établi, près la succursale de Bastia, une commission de censure composée de trois membres.

Art. 42. — Tous les ans, au 31 décembre, il sera fait un inventaire de l'actif et du passif de la Société.

Art. 43. — L'excédant des recettes sur les frais généraux et dépenses de toute nature, constitue les bénéfices nets de la Société à répartir.

Art. 45. — La réserve se composera du prélèvement annuel de dix pour cent sur les bénéfices nets.

Art. 48. — Chaque année, dans la première quinzaine de janvier, les actionnaires se réuniront en assemblée générale à Paris, au siège de la Société.

Art. 57. — Cette assemblée est appelée à prononcer sur tous les intérêts de la Société ; en conséquence, elle entend les rapports, soit du gérant, soit du comité de surveillance, sur les affaires de la Société et les observations qui y ont trait ; elle entend, débat, rejette ou sanctionne les comptes de la gérance ; elle arrête l'état des bénéfices et ratifie les répartitions.

Art. 58. — Elle est aussi appelée à accepter ou rejeter les modifications aux statuts que le gérant jugerait à propos d'y apporter.

Art. 59. — La Société sera dissoute de plein droit à l'expiration du terme fixé pour sa durée.

Art. 60. — Toutes contestations entres les parties seront jugées en dernier ressort par trois arbitres, nommés par le président du Tribunal de Commerce de la Seine.

La souscription des actions est ouverte au siège de la Cᵉ, 108, rue du Faubourg-St-Denis, Paris.

Les fonds seront déposés à la Banque de France.

Paris — Imp BOISSEAU et Cⁱᵉ, passage du Caire, 123-124

www.ingramcontent.com/pod-product-compliance
Lightning Source LLC
Chambersburg PA
CBHW070811220326
41520CB00054B/6547